AF298683

ANNOTATION
SUR LA GRIPPE

QUI A RÉGNÉ A LYON EN 1837,

SUIVIE DE

QUELQUES OBSERVATIONS DE FIÈVRES LARVÉES,

Par J.-M.-Ph. Levrat aîné,

DOCTEUR EN MÉDECINE DE LA FACULTÉ DE MONTPELLIER, EX-DOYEN DES MÉDECINS DE L'HÔTEL-DIEU DE LYON, MEMBRE TITULAIRE DE LA SOCIÉTÉ DE MÉDECINE DE LA MÊME VILLE, ASSOCIÉ CORRESPONDANT DES SOCIÉTÉS MÉDICALES ET LITTÉRAIRES DE PARIS, MONTPELLIER, MARSEILLE, TOULOUSE, DIJON, NANTES, MACON, NIORT, BOURG, BERLIN, ETC.

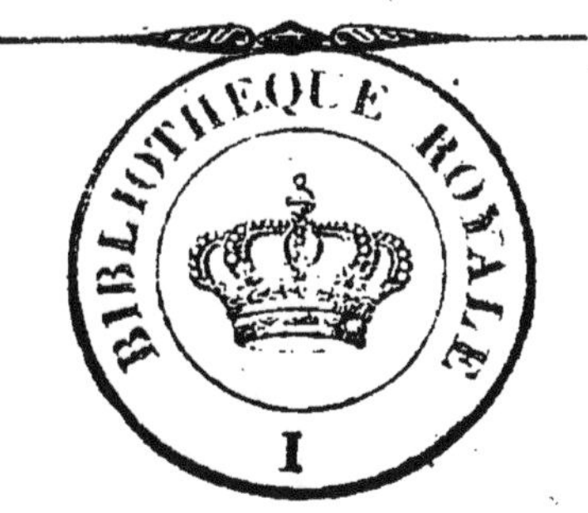

LYON.

IMPRIMERIE DE BOURSY FILS,
RUE DE LA POULAILLERIE, 19.

—

1839.

DÉVELOPPEMENT ET MARCHE DE LA GRIPPE.

A des jours froids et brumeux avaient succédé, vers le 1er février, une température douce et sèche. Le soleil était chaud, le thermomètre de Réaumur marquait six, huit et même dix degrés au-dessus de zéro ; le nord soufflait, mais il n'était pas froid.

La maladie débuta dans l'ouest de la ville, et bientôt s'étendit dans le nord et presque en même temps dans le midi et l'est.

Ainsi, la circonférence de la ville fut atteinte d'abord, et puis après le centre, et enfin toute la cité. Dans l'espace de quatre jours, le tiers des habitants fut saisi par la maladie.

Elle atteignait indistinctement tous les âges,

toutes les constitutions, toutes les conditions de la société. Dès qu'elle avait paru dans une maison, le plus ordinairement vingt-quatre heures après toutes les personnes qui l'habitaient étaient prises. Cependant dans quelques localités on a vu des institutions où les professeurs seuls étaient atteints et non les pensionnaires ni les servants de l'établissement. Beaucoup de personnes chargées de donner des soins aux grippés n'ont pas contracté la maladie; peu de médecins en contact soit avec les malades, soit avec l'air conducteur du principe miasmatique, ont été atteints.

SYMPTÔMES GÉNÉRAUX.

Sans cause connue on éprouvait une douleur fronto-temporo-occipitale, en forme de couronne, des vertiges et un brisement tel des membres, que l'homme le plus fort était obligé de s'arrêter et de se mettre au lit. A ces symptômes succédaient bientôt chez le plus grand nombre la toux, la bronchite, l'angine catarrhale, l'ophthalmie et la fièvre. La maladie, chez les hommes forts, jeunes et sans prédisposition à d'autres affections, était de courte durée, mais il en était autrement chez ceux déjà malades; alors les souffrances anciennes étaient accrues, et la grippe ainsi compliquée constituait une maladie grave; ce qui explique le chiffre élevó des décès pendant le règne de l'épidémie, chiffre toutefois qui n'était que de 40 à 45, au lieu de 17 à 20.

Je disais tout-à-l'heure que les personnes déjà malades avaient reçu une augmentation de souffrance par l'addition de la grippe. Ainsi, l'asthmatique était plus oppressé dans l'imminence de la suffocation, les crachats se supprimaient chez le phthisique, et le catarrhe simple se convertissait quelquefois en pneumonie. Les malades sujets aux crises nerveuses, aux douleurs viscérales, étaient travaillés par des coliques, des crampes dans les jambes, des douleurs aiguës dans le trajet de la moelle épinière et surtout dans la région lombaire.

Si la grippe vous saisissait au sortir de table, vous étiez pris de vomissements et de déjections alvines abondantes.

En général la classe pauvre a moins souffert et moins long-temps que la classe riche. Il existe dans le peuple un préjugé qui lui fait croire que toutes les maladies reconnaissent pour cause un chaud et froid. Ainsi il veut que l'on fasse suer le malade et qu'on se garde bien de le saigner. Dans cette épidémie il est tombé juste, il fallait suer et rester au lit, et, quand le peuple n'a pas dépassé son préjugé, qu'il s'est borné à l'usage des infusions de fleurs dites pectorales, prises chaudes et sucrées, il a vu ses malades guérir promptement. Il n'en a pas été de même pour les hommes qui ne connaissent d'autres remèdes que le vin chaud et sucré; ceux-là ont promptement échangé leur grippe contre une maladie plus grave, et n'ont dû leur guérison qu'aux avis d'un médecin prudent et éclectique.

TRAITEMENT.

Nous l'avons déjà dit, il fallait exciter la sueur à l'aide de boissons pectorales, chaudes et sucrées, prises en petite quantité à la fois et répétées souvent; donner de temps en temps un mélange de sirops mucilagineux et calmants; passé vingt-quatre heures, remplacer les infusions par la tisane de pommes rainettes, de dattes, de jujubes, le bouillon de veau ou de poulet avec la carotte jaune; le repos, le lit, la diète venaient compléter le traitement.

Nous n'avons pas prescrit la saignée; les hémorrhagies nasales, quoique arrivant chez des sujets forts et d'un tempérament sanguin, ne nous ont jamais paru diminuer de beaucoup l'intensité du mal de tête, ni abréger la maladie.

Si les femmes étaient atteintes au moment des menstrues, ou si elles arrivaient pendant le début de la maladie, les symptômes prenaient un caractère de gravité remarquable. Ainsi, la douleur de tête, loin de diminuer, s'aggravait, et la prostration était plus prononcée.

Chez tous les malades il y avait un affaissement moral qui se prolongeait au-delà de la maladie.

Les enfants nés depuis peu de jours ne prenaient plus le sein et cessaient de crier pendant plusieurs heures. Le froid qui annonçait chez eux le début de la maladie était plus prononcé; cependant le coton cardé et le taffetas ciré dans lesquels on les enveloppait ramenaient assez promptement la chaleur et un peu de diaphorèse. Alors ils reprenaient le sein, et les cris encore étouffés se rétablissaient.

En général le coton et le taffetas ciré dont on enveloppait les membres abdominaux produisaient chez tous les malades un bon effet.

Quelques individus disposés aux irritations des organes pulmonaires ont conservé de la toux long-temps après la cessation des symptômes de la grippe. Le vésicatoire au bras, les hypnotiques réunis aux mucilagineux, le sirop de pommes rainettes, le lait d'ânesse, de chèvre, les bouillons composés de scorsonnères, de navets, de carottes jaunes, la privation de vin et de toute boisson excitante, tel est le traitement que nous avons indiqué, et cela avec un succès constant.

Vers la fin de l'épidémie on a vu quelques malades doués d'une constitution faible, nerveuse, contracter une fièvre typhoïde que j'appellerai mucoso-nerveuse.

Le brisement des membres, l'air hébété, une toux sèche, la fièvre continue, la langue humide, insipide, muqueuse, se séchant rarement, les dents légèrement fuligineuses, un peu de rêvasserie, un délire calme, les pommettes colorées, le décubïtus sur le dos, les urines rares, rouges, avec énéorème muqueuse, chez quelques-uns avec une ou deux parotides, tels sont les principaux symptômes que nous avons remarqués. Les vésicatoires volants placés aux extrémités, les boissons douces, les bouillons pectoraux, les juleps calmants ont été employés avec succès.

Celles des complications que la grippe a souvent présentées, chez les enfants surtout, sont l'angine et la laryngo-bronchite. Le fait suivant a été choisi entre plusieurs, et il a paru remarquable par l'invasion tranchée d'un accès de croup et la cessation presque complète de cet accès sous l'influence d'une médication tout antiphlogistique (1).

L'enfant Ch..., âgé de 10 ans, doué d'une forte constitution et d'une intelligence remarquable, présentait depuis deux jours les symptômes d'une grippe légère. Le séjour au lit et quelques boissons chaudes émollientes avaient été conseillés et administrés, lorsque, dans la soirée du 18 février, les symptômes, loin de s'améliorer, s'aggravèrent d'une manière rapide. Justement effrayé, le chef de la pension, en faisant prévenir les parents de

(1) Communiqué par mon fils Élisée Levrat.

l'enfant, me prie à onze heures de me rendre auprès du malade, que je trouvai dans l'état suivant.

L'enfant est couché sur le dos, la tête fortement renversée en arrière; les yeux sont entr'ouverts, les vaisseaux capillaires de la face sont injectés, la respiration est gênée, laborieuse; le thorax se dilate entièrement pendant l'inspiration qui est accompagnée de sifflement, les artères carotides battent avec force. Réveillé ou arraché à sa somnolence par le bruit qui se fait autour de lui, l'enfant ouvre les yeux et veut parler; la voix est presque éteinte et suivie d'une quinte de toux rauque et sèche, pendant laquelle la suffocation est imminente; le pouls est excessivement petit, serré et fréquent. Tels sont les symptômes qui s'étaient surajoutés à ceux existants depuis deux jours, et consistant en fièvre, lassitude générale, céphalalgie, inappétence, anxiété et toux légère, mais non suivie d'expectoration. Je prescrivis de suite quatre sangsues de chaque côté du cou au niveau des amygdales, des cataplasmes de farine de lin et de moutarde aux pieds, remplacés par du coton cardé recouvert de taffetas ciré, et un looch blanc avec addition de cinq grains de calomélas; les boissons émollientes furent continuées.

Le 19 au matin les sangsues avaient abondamment saigné, l'engorgement qui semblait obstruer les voies aériennes avait presque disparu, la toux existait toujours, mais plus franche, plus complète, et n'étant accompagnée d'aucun des accidents de la veille; l'enfant se plaignait encore d'un peu de douleur dans la déglutition; l'arrière-bouche et le pharynx, que je pus alors visiter, étaient d'un rouge vif, et les amygdales légèrement tuméfiées. La dérivation tentée par le calomélas avait été complète; quatre selles avaient eu lieu pendant la nuit. Je revis le malade dans le milieu de la journée; le pouls s'était relevé, et l'enfant n'accusait plus que de la faiblesse, une légère douleur au sinciput, et des lassitudes dans les membres et dans les côtés de la poitrine. La grippe reparaissait seule, mais n'ayant perdu aucun de ses symptômes. Un vésicatoire au bras, les boissons chaudes et pectorales, des juleps avec addition de sirop d'ipécacuanha, ont triomphé à la longue, il est vrai, de cette maladie dont la convalescence s'est établie lentement.

Il y a eu ici évidemment un accès croupal sans production de fausse membrane, mais occasionné par une fluxion sanguine, abondante, qui s'est faite sur les organes de l'arrière-bouche. La constitution pléthorique de l'enfant, les accidents qui s'aggravaient d'une manière sensible, n'ont pas dû faire hésiter sur les moyens à employer. Je crois que dans ce cas une application de sangsues sur la région même du cou présentait plus de chances de succès que la trachéotomie, cette autopsie vivante, que des travaux récents ont peut-être trop préconisée dans les affections qui revêtent le caractère croupal.

Enfin, quelques fièvres intermittentes, anomales, larvées, sont venues clore l'épidémie ; j'ai recueilli les exemples suivants.

PREMIÈRE OBSERVATION.

Mme Cuchet, âgée de 27 ans, d'un tempérament nerveux, n'ayant pas eu la grippe, est prise à deux heures de l'après-midi d'une syncope, suivie bientôt de frisson et d'une douleur aiguë partant du pli de l'aine du côté droit, s'étendant au membre du même côté qui présentait dans sa longueur un véritable commencement de cyanose; le frisson dure une heure, la douleur augmentant d'intensité arrache des cris à la malade; il y a délire. Le pouls est petit, serré et vite, la langue blanche et humectée. Peu à peu la chaleur se rétablit; le membre droit reste froid tandis qu'une légère diaphorèse se développe sur tout le reste du corps. Le pouls se relève, et enfin à huit heures du soir tout était rentré dans un état meilleur.

Les boissons chaudes et calmantes, une potion laudanisée, le coton et le taffetas ciré sur le membre souffrant, frictionné préalablement avec l'éther sulfurique, furent les moyens prescrits.

La nuit fort bonne, il y eut une sueur abondante. Au matin l'apyrexie était complète; toutefois le visage conservait de l'altération, les yeux étaient caves et mourants. La malade voulut se lever, mais en vain; elle fut obligée de se recoucher au plus vite.

A deux heures précises les mêmes accidents de la veille revinrent avec plus de violence; le froid et la cyanose du membre abdominal droit furent plus long-temps à se dissiper; le pouls resta petit, vermiculaire, jusqu'à dix heures du soir. Alors il s'établit un peu de moiteur, et peu à peu toutes les

14

fonctions vitales rentrèrent dans leur état normal.

A quatre heures du matin on administra un lavement de mauve dans lequel on délaya une demi-once de poudre fine de quinquina jaune. On donna toutes les heures un cuiller à bouche du mélange suivant :

R⁄. Sulfate de quinine. . . . . 4 grains.
Extrait thébaïque. . . . 1 grain.
Sirop de limon. . . . . . 1 once.
Sirop de gomme. . . . . 8 onces.

Le membre siége de la douleur fut frictionné à plusieurs reprises avec le sulfate de quinine dissous dans l'éther sulfurique ; pour boisson, l'infusion de feuilles d'oranger sucrée, l'eau de poulet, furent ordonnées. A deux heures de relevée, le troisième jour, il y a un peu de malaise, mais plus de fièvre, plus de douleur.

Les mêmes moyens sont continués.

Le quatrième jour, convalescence.

Le sixième, guérison.

———

2ᵉ OBSERVATION.

M. l'abbé P..., âgé de 23 ans, d'une bonne constitution, avait été sujet à la fièvre intermittente des pays marécageux. Sans cause connue, il est pris dans la journée de lassitude dans les membres, de douleurs à l'épigastre et dans l'hypo-condre gauche; ces symptômes sont accompagnés de frisson, d'angoisse et de nausées. Après quelques vomituritions, il rend par le haut et par le bas une très-grande quantité de sang noir, épais, poisseux; la chaleur se rétablit, les évacuations cessent, une sueur chaude et générale a lieu, et à part une soif vive et la crainte d'une défaillance, le malade semble voisin de son état normal. La nuit est calme, il y a un peu de sommeil; les urines coulent assez abondamment, elles sont rouges et sédimenteuses. Le lendemain matin, plus de malaises, et, à la faiblesse près, le malade est guéri. Cet état n'était que trompeur, car à dix heures les accidents de la veille se renouvellent, les vomissements et les déjections alvines continuent à offrir un sang noir comme de l'encre. La langue est blanche et n'offre aucun signe d'irritation; le pouls est mou, déprimé; il y a des sueurs froides et d'expression. La moutarde est promenée sur les extrémités, les boissons acidules, tempérantes, sont prescrites, les potions de même nature sont indiquées. Les angoisses sont plus grandes, on n'est pas sans inquiétude pour les jours du malade. A la fin de cet accès le quinquina est prescrit sous toutes les formes; on l'associe au bouillon de poulet, au petit lait, à l'orangeade, etc. M. le docteur Mermet, appelé en consultation, confirme le traitement qui est continué plusieurs jours. Les symptômes fébriles ne reparaissent plus, et le malade entre dans une convalescence qui a été longue, mais sans rechute.

3ᵉ OBSERVATION.

Mᵐᵉ C..., âgée de 34 ans, d'un tempérament nerveux, sujette aux névralgies, éprouve avec le lever du soleil une douleur dans la tempe droite, qui augmente gravativement et vient occuper tout le coté de la tête et de la face, jusque sur la ligne médiane. Le début de cette douleur est annoncé par un peu de frisson dans le dos, une soif légère. A midi la douleur est arrivée à son dernier apogée; alors elle est aiguë et arrache des cris à la malade. Cette maladie est prise pour une névralgie dentaire; on prend des bains de pieds, on fait des fumigations; la douleur disparaît, on se croit guéri, mais le lendemain à la même heure l'accès revient avec plus de violence et dure plus long-temps.

A la chute de la fièvre le sulfate de quinine et l'extrait thébaïque sont administrés. L'accès suivant est à peine sensible. Les mêmes remèdes sont continués, et quatre jours après Mme C... entre en convalescence.

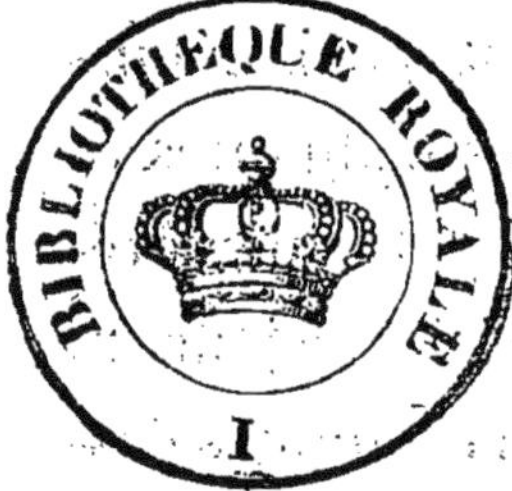

4e OBSERVATION.

Mme F..., âgée de 34 ans, d'un tempérament nerveux et sanguin, est prise à Saint-Chamond d'une douleur violente dans tout le côté droit de la tête et de la face. Sans consulter elle se met à l'usage des infusions calmantes, elle fait des applications hypnotiques, des fumigations émollientes, prend des bains de pieds, etc. Mme F... revient à Lyon et m'envoie chercher; il était onze heures du matin, elle commençait à souffrir; la douleur allant en augmentant, à une heure et demie elle arrachait des cris à la malade. Depuis deux heures, le mal va en diminuant, et le soir il y a apyrexie complète. Mme F... ne ressent qu'un peu de mal-aise et d'engourdissement dans les parties qui sont le siége de la douleur.

Six grains de sulfate de quinine, deux grains d'extrait thébaïque, étendus dans huit onces de sirop de gomme, le bouillon de poulet, l'infusion de feuilles d'oranger, sont prescrits et administrés dans la soirée et continués le lendemain matin.

A onze heures la douleur revient, mais moins forte; l'anti-périodique, les boissons calmantes et délayantes sont continués. Malgré cette persévé-rance, l'accès revient encore le troisième jour du traitement. Alors, aux moyens déjà indiqués j'as-socie un demi-lavement de mauve dans lequel je fais étendre : extrait sec de quinquina deux gros, et vingt gouttes de teinture de castéum.

Le cinquième jour, plus de douleur.

Convalescence.

On continue encore quelques jours le mélange de quinine et d'extrait thébaïque, ainsi que les boissons, et la guérison est prompte.

5e OBSERVATION.

Louis H..., âgé de 3 ans, fort et bien constitué, a joui d'une bonne santé jusqu'au jour où il est pris de convulsions épileptiformes. Appelé à six heures du matin, je le trouve avec une raideur tétanique des membres, les yeux renversés, la face injectée, l'écume à la bouche, les dents serrées. Des sangsues sont appliquées derrière les oreilles, la moutarde est promenée sur les extrémités abdominales ; une sueur chaude et générale s'établit au bout de quelques heures ; et tout rentre dans le calme. Je prescris l'infusion de tilleul et de feuilles d'oranger et une potion calmante. La journée se passe très-bien, la nuit est calme, l'enfant dort d'un bon sommeil; les excrétions ont lieu comme dans l'état de santé, les urines sont rouges et présentent un sédiment briqueté.

Le lendemain à la même heure, nouvel accès avec des cris perçants et des convulsions plus fortes que celles de la veille; cette crise dure quatre heures.

A la fin de l'accès je fais administrer à trois heures d'intervalle trois lavements avec la décoctiou de valériane, dans chacun desquels l'on étend un gros d'extrait sec de quinquina et un grain de musc. Des vésicatoires volants sont appliqués aux jambes; on fait à l'intérieur des cuisses et aux aisselles des frictions avec le sulfate de quinine dissous dans l'éther sulfurique; on continue la potion calmante et les boissons.

La journée et la nuit ne présentent rien d'extraordinaire.

Le troisième jour, à sept heures du matin, air hébété, quelques légers mouvements convulsifs dans les membres thoraciques, assoupissement. Même traitement auquel on ajoute des fomentations sur le ventre, composées avec la manne, les têtes de pavos et demi-once de quinquina. Pour toute boisson, le bouillon de poulet et l'orangeade.

Le quatrième et le cinquième jour, convalescence; guérison complète au bout d'un mois.

6ᵉ OBSERVATION.

Un médecin âgé de 52 ans, d'une constitution forte, d'un tempérament sanguin et nerveux, avait éprouvé comme tous ses confrères une très-grande fatigue pendant l'épidémie de la grippe. A peine se donnait-il le temps de prendre ses repas. Jour et nuit, pendant une semaine, il avait été sur pieds. Cependant, à part des courbatures, des lassitudes, sa santé n'avait pas été notoirement dérangée pendant l'épidémie. Rentré dans la vie ordinaire du médecin, un soir, en se couchant, il est saisi par une violente douleur dans la région du rein gauche, s'étendant le long de l'uretère ; un peu de frisson avait précédé la douleur, qui augmente avec une violence telle que la respiration devient gênée au point de faire craindre la suffocation ; saignées torales, cataplasmes, lavements, boissons émollientes, potions hypnotiques, tout est employé sans un amendement marqué ; ce n'est que vers les quatre heures du matin que la douleur cesse comme par enchantement. Le deuxième jour, faiblesse grande, mais sans douleur.

Le troisième jour, à la même heure, retour du frisson, de la douleur, avec encore plus de violence ; mêmes moyens de la veille qui ne produisent aucun résultat. Au milieu de la nuit, la douleur est devenue si aiguë, que le malade prend dans une verrée d'eau sucrée trente gouttes de laudanum. Sommeil narcotique ; rêves agréables, fantastiques. Au réveil, plus de douleur, apyrexie complète. Deux demi-lavements de mauve avec addition dans chaque d'un gros d'extrait sec de quinquina; limonade, bouillons de veau, de poulet. Ce traitement continué plusieurs jours opère une convalescence complète pour la douleur, mais la faiblesse est grande; il y a anorexie et répugnance absolue pour toute espèce d'aliment. Purgation avec le sulfate de magnésie, quelques amers, l'eau gazeuse de Saint-Alban, un voyage en Suisse, amènent au bout d'un mois une guérison radicale.

7ᵉ OBSERVATION (1).

Mlle L..., âgée de 18 ans, réglée depuis deux ans, d'une constitution délicate et toussant à la moindre impression du froid, est prise, le 16 mars, au sortir d'une soirée, d'un accès de fièvre avec une toux légère; elle se met au lit et boit des infusions de mauve et de feuilles d'oranger. Le matin les parents m'envoient chercher et me racontent l'indisposition de la veille. Mlle L... n'avait pas

(1) Communiquée par mon fils.

dormi; elle se plaignait de violentes douleurs dans le dos; elle toussait, mais n'osait pas tousser dans la crainte de renouveler ses douleurs; la tête était pesante, très-sensible, l'œil impressionnable à la lumière; il y a un peu d'oppression, le pouls est petit, concentré, la langue sèche et la déglutition pénible. Je prescris potion gommeuse avec addition d'une once de sirop diacode; boissons délayantes, eau de poulet, diète.

Le reste de la journée se passe assez bien; la douleur du dos a diminué, la toux est moins fréquente. Le soir à minuit la malade se réveille en sursaut; elle ne peut plus rester couchée, s'assied sur son lit et tousse abondamment. La peau est sèche et chaude, la soif est vive, l'anxiété de la malade est extrême; on me fait prier de retourner auprès d'elle, et j'arrivais au moment où l'accès se terminait par une transpiration abondante.

Je prescrivis de suite six grains de sulfate de quinine dissous dans une once de sirop de limon et quatre onces de sirop de gomme, et les boissons continuées.

Le 8 mars au soir, l'accès, qui avait devancé la veille d'une heure, revient à minuit, mais les symptômes sont moins alarmants.

Potion continuée, demi-lavement de quinquina et de valériane.

Le 9, la nuit est bonne; deux ou trois quintes de toux, plus de frissons, anorexie, accablement; un vésicatoire au bras, looch blanc et boissons pectorales qui furent continuées jusqu'à la cessation complète de ces derniers symptômes de la grippe.

FIN.

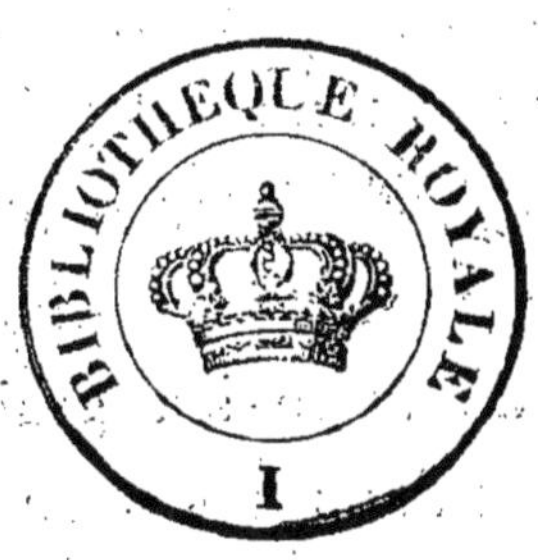